BEI GRIN MACHT SICH IHR WISSEN BEZAHLT

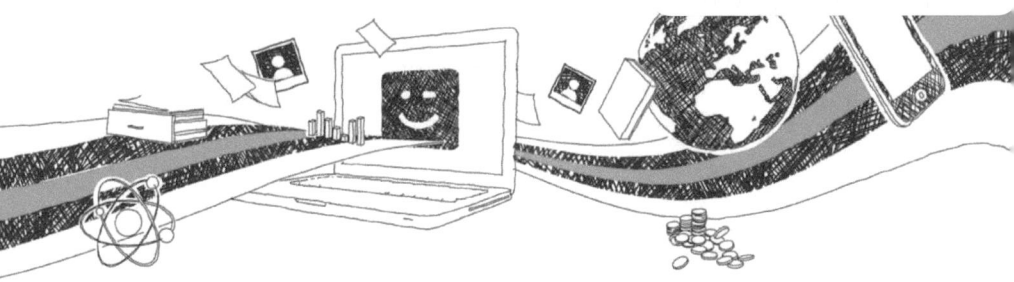

- Wir veröffentlichen Ihre Hausarbeit, Bachelor- und Masterarbeit

- Ihr eigenes eBook und Buch - weltweit in allen wichtigen Shops

- Verdienen Sie an jedem Verkauf

Jetzt bei www.GRIN.com hochladen und kostenlos publizieren

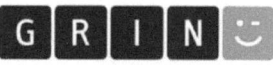

Bibliografische Information der Deutschen Nationalbibliothek:

Die Deutsche Bibliothek verzeichnet diese Publikation in der Deutschen National-
bibliografie; detaillierte bibliografische Daten sind im Internet über http://dnb.d-
nb.de/ abrufbar.

Dieses Werk sowie alle darin enthaltenen einzelnen Beiträge und Abbildungen
sind urheberrechtlich geschützt. Jede Verwertung, die nicht ausdrücklich vom
Urheberrechtsschutz zugelassen ist, bedarf der vorherigen Zustimmung des Verla-
ges. Das gilt insbesondere für Vervielfältigungen, Bearbeitungen, Übersetzungen,
Mikroverfilmungen, Auswertungen durch Datenbanken und für die Einspeicherung
und Verarbeitung in elektronische Systeme. Alle Rechte, auch die des auszugsweisen
Nachdrucks, der fotomechanischen Wiedergabe (einschließlich Mikrokopie) sowie
der Auswertung durch Datenbanken oder ähnliche Einrichtungen, vorbehalten.

Impressum:

Copyright © 2015 GRIN Verlag, Open Publishing GmbH
Druck und Bindung: Books on Demand GmbH, Norderstedt Germany
ISBN: 978-3-668-06895-7

Dieses Buch bei GRIN:

http://www.grin.com/de/e-book/308526/gesundheit-kommt-aus-der-kueche-und-
nicht-aus-der-apotheke-entwurf-eines

Niclas Görres

Gesundheit kommt aus der Küche und nicht aus der Apotheke. Entwurf eines Präventionsprogramms gegen Übergewicht

GRIN Verlag

GRIN - Your knowledge has value

Der GRIN Verlag publiziert seit 1998 wissenschaftliche Arbeiten von Studenten, Hochschullehrern und anderen Akademikern als eBook und gedrucktes Buch. Die Verlagswebsite www.grin.com ist die ideale Plattform zur Veröffentlichung von Hausarbeiten, Abschlussarbeiten, wissenschaftlichen Aufsätzen, Dissertationen und Fachbüchern.

Besuchen Sie uns im Internet:

http://www.grin.com/

http://www.facebook.com/grincom

http://www.twitter.com/grin_com

Deutsche Hochschule für Prävention und Gesundheitsmanagement

Hausarbeit

Fachmodul: Konzepte und Strategien der individuellen Gesundheitsförderung
Studiengang: Bachelor of Arts Gesundheitsmanagement

Thema: Gesundheit kommt aus der Küche und nicht aus der Apotheke

Inhaltsverzeichnis

1 GRUNDLEGENDE ANGABEN ZUM SCHWERPUNKTTHEMA DER GEPLANTEN PRÄVENTIONSMAßNAHME 1

1.1 Titelauswahl und Begründung 1

1.2 Ausgewähltes Handlungsfeld und Präventionsprinzip 1

1.3 Daten zum bestehenden Gesundheitsproblem 1

1.4 Wirksamkeitsbelege / Evidenzbasierungen 4

1.5 Zielgruppe 5

1.6 Übergeordnete Ziele 6

2 INHALTLICH-ORGANISATORISCHE GROBPLANUNG DES KURSKONZEPTS 8

3 INHALTLICH-METHODISCHE DETAILPLANUNG DES KURSKONZEPTS 10

4 DOKUMENTATION UND EVALUATION 17

5 LITERATURVERZEICHNIS 18

6 TABELLENVERZEICHNIS 20

1 Grundlegende Angaben zum Schwerpunktthema der geplanten Präventionsmaßnahme

1.1 Titelauswahl und Begründung

Der Titel des Programms trägt den Namen „Gesundheit kommt aus der Küche und nicht aus der Apotheke". Durch die Auswahl des Titels wird direkt verdeutlicht, dass eine gesunde Lebensweise vor allem aus der Ernährung entsteht und nicht vom Arzt verschrieben werden kann oder in der Apotheke frei erhältlich ist. Da es viele Fehlerquellen im Themenfeld Ernährung gibt, gerade auch in Bezug auf die richtige Zubereitung beim Kochen und das Einkaufsverhalten bei Lebensmitteln, soll das Programm genau an den Stellen ansetzen, bei denen die meisten Probleme auftreten.

1.2 Ausgewähltes Handlungsfeld und Präventionsprinzip

Das zu Grunde liegende Präventionsprinzip des Handlungsfeldes Ernährung findet sich im Sozialgesetzbuch V §20 Abs. 1. Es verfolgt das Präventionsprinzip der Vermeidung und Reduktion von Übergewicht.

1.3 Daten zum bestehenden Gesundheitsproblem

Unter Übergewicht versteht man eine Erhöhung des Körpergewichts durch eine über das Normalmaß hinausgehende Vermehrung des Körperfettanteils (Benecke & Vogel, 2003) Es gibt zwei Arten von Übergewicht: Auf der einen Seite gibt es das klassische Übergewicht und auf der anderen Seite die Adipositas. Übergewicht entsteht durch eine erhöhte Energiezufuhr und der im Verhältnis dazu zu niedrige Energieverbrauch. Zu Adipositas kann, neben Fehl- und Überernährung, sowie Bewegungsmangel, zusätzlich ein Hormondefekt führen. Das Risiko an Folge- bzw. Begleiterkrankungen zu erkranken steigt durch Übergewicht und Adipositas rapide an (Després, Lemieux, & Prud'homme, 2001; Hauner, Hamann, Husemann, Koletzko, Liebermeister, Wabitsch, Westenhöfer, Wirth & Wolfram, 2003, S. 7). Neben der Feststellung des Übergewichts oder Adipositas ist es wichtig das Fettverteilungsmuster zu betrachten. Es gibt zwei Arten des Fettverteilungsmusters, zum Einen die androide Körperfettverteilung (auch genannt Apfelform) und zum Anderen die gynoide Körperfettverteilung (auch genannt Birnenform). Die androide Fettverteilung ist häufiger bei Männern zu finden. Das Körperfett sammelt sich hauptsächlich in der Bauchgegend (viszerales Fett). Bei der Birnenform handelt es sich dabei um eine Häufung des Körperfetts in Hüft- und Oberschenkelbereich und ist vor allem typisch bei Frauen anzutreffen. Eine Feststellung des Übergewichts oder der Adipositas wird in der Regel mittels Body-Mass-Index (BMI) gemessen. Dieser wird folgendermaßen berechnet: Körpergewicht in Kilogramm dividiert durch die Körpergröße in Zentimeter zum Quadrat. Des Weiteren wird der Taillen- und Hüftumfang, sowie anschließend der Taillen-Hüft-Quotient (waist-to-hip-ratio - WHR) als weitere Ermessensgrundlage ermittelt. Der WHR wird folgendermaßen ausgerechnet: Taillenumfang in Zentimeter dividiert durch den Hüftumfang in Zentimeter. Der Taillenumfang bzw. der Taillen-Hüft-Quotient geben maßgeblich darüber Auskunft, wie hoch das Risiko ist an Herz-Kreislauf- und / oder Stoffwechselerkrankungen zu erkranken.

Ab einem Body-Mass-Index von 25 kg/m2 gilt eine Erwachsene Person als übergewichtig. Bei einem Body-Mass-Index von über 30 kg/m2 gilt eine Person als stark übergewichtig / adipös (WHO, 2000).

Tab. 1: Body-Mass-Index Klassifizierung nach WHO (2000)

Klasse	BMI (kg/m2)
Untergewicht	< 18,5
Normalgewicht	18,5 – 24,9
Übergewicht	25 – 29,9
Adipositas Grad 1	30,0 – 34,9
Adipositas Grad 2	35,0 – 39,9
Adipositas Grad 3	> 40

Bei einem Taillenumfang ≥ 88 cm bei Frauen bzw. ≥ 102 cm bei Männern liegt eine abdominale Adipositas vor (WHO, 2000; EASO, 2002; Lean, Han & Morrison, 1995). Es ist zu empfehlen, dass bei Personen deren BMI ≥ 25 kg/m² ist, stets der Taillenumfang gemessen wird (Hauner et al., 2003, S.6).

Tab. 2: Klassifizierung des Taillenumfangs nach Lean et al. (1995)

Einteilung	Frauen (cm)
Normalgewicht	< 80
Übergewicht	80 – 87,9
Adipositas	> 88

Tab. 3: Einteilung des Taillen-Hüft-Quotienten (WHR) nach Lean et al. (1995)

Einteilung	Frauen	Männer
Normalgewicht	< 0,8	< 0,9
Übergewicht	0,8 – 0,84	0,9 – 0,99
Adipositas	> 0,85	> 1,0

Zum Thema Übergewicht und Adipositas gibt es viele Studien. Die Untersuchungen aus den Jahren 2008 bis 2011 im Rahmen der durchgeführten Studie „Übergewicht und Adipositas in Deutschland. Ergebnisse der Studie zur Gesundheit Erwachsener in Deutschland (DEGS1)" unter der Leitung von Mensink, Schienkiewitz, Haftenberger, Lampert, Ziese und Scheidt-Nave (2013) zeigen, dass 67,1 % der Männer und 53 % der Frauen im Alter von 18-79 Jahren übergewichtig sind. Diese Ergebnisse der Übergewichtigen unterscheiden sich nur geringfügig zu Studienergebnissen aus den Vorjahren (Bundes-Gesundheitssurvey, 1998 (BGS98) und Nationale Verzehrsstudie II, 2005-2007). Gleichzeitig haben die Untersuchungen gezeigt, dass die Adipositasprävalenz stark angestiegen ist. Waren vorher 18,9 % der Männer und 22,5 % der Frauen adipös, sind es mittlerweile 23,3 % der Männer und 23,9 % der Frauen. Vor allem bei jungen Erwachsenen ist eine Zunahme der Adipositas deutlich geworden. Im Bereich der Frauen ist ein stetiger Zuwachs der Übergewichtsprävalenz und Adipositasprävalenz erkennbar.

Tab. 4: Adipositasprävalenz bei Frauen modifiziert nach Mensink et al. (2013) DEGS1

Altersgruppe (nur Frauen)	18 bis 29 Jahre	30 bis 39 Jahre	40 bis 49 Jahre	50 bis 59 Jahre	60 bis 69 Jahre	70 bis 79 Jahre	Gesamt
Übergewicht ($\geq$25,0kg/m2)	30 %	38 %	46,4 %	60,9 %	70,7 %	80,3 %	53 %
Adipositas ($\geq$30,0kg/m2)	9,6 %	17,9 %	18,6 %	27,3 %	34,8 %	41,6 %	23,9 %

Lampert, Saß, Häfelinger und Ziese (2005) stellten darüber hinaus fest das, je niedriger das Einkommen ist, desto schlechter auch die Gesundheit und das Gesundheitsverhalten ist. In einer Befragung nach den Arztbesuchen kam heraus, dass 77 % der Frauen und 64 % der Männer innerhalb der letzten drei Monate einen Arzt konsultiert haben. Nur 56 % der männlichen Unterschicht gingen zum Arzt während 66 % der Oberschicht den Arzt aufsuchten. Bei den Frauen waren es 70 % der Unterschicht und 77 % der Oberschicht. Rund 1,4-mal seltener gehen Frauen aus der Unterschicht zum Arzt obwohl sie ihren Gesundheitszustand als weniger gut oder schlecht einstuften. Bei den Männern geht 2,5-mal seltener die Unterschicht zum Arzt als die Oberschicht. Lampert et al. führen dieses Verhalten darauf zurück, dass auf Grund der erhöhten psychosozialen Belastungen und erhöhtem Stress eine gesundheitsriskante Lebensweise beispielsweise in Form von Fehl- und Überernährung, sowie Tabak- und Alkoholkonsum als Stressbewältigung dienen. Wie schwerwiegend die gesundheitlichen Folgen sind haben Gedrich und Karg (2004) für die Deutsche Gesellschaft für Ernährung e.v. (DGE) im Auftrag des Bundesministeriums für Verbraucherschutz, Ernährung und Landwirtschaft belegen können. Über zwei Drittel aller Erkrankungen und Todesfälle sind auf die Fehl- und Überernährung, als alleiniger oder als zusätzlicher Faktor an der Krankheitsentstehung, zurückzuführen. Gerade Erkrankungen des Herz-Kreislauf-Systems und Stoffwechselerkrankungen wie Diabetes mellitus Typ 2 sind Beispiele für Folgeerkrankungen eines ungesunden Lebensstils.

1.4 Wirksamkeitsbelege / Evidenzbasierungen

Schacky (2008) hat herausgefunden, dass eine nachhaltige Reduzierung des Körpergewichts durch eine positive Änderung der Ernährung mit Empfehlung zu sportlicher Aktivität bewirkt werden kann. Dabei muss spezifisch auf ein gesundheitsförderndes und bedarfsgerechtes Ernährungsverhalten eingegangen werden.

Oda-Montecinos, Saldaña und Andrès (2013) führten eine Studie mit 292 Personen durch. Davon waren 205 Frauen und 97 Männer im Alter zwischen 18 und 64 Jahren. Die Teilnehmer waren im Durchschnitt übergewichtig. Der durchschnittliche Body-Mass-Index lag bei 26,6 kg/m2. Oda-Montecinos et al. (2013) fanden heraus, dass die Teilnehmer mit Übergewicht dazu tendierten, bedeutend schneller und vor allem mehr zu essen als Normalgewichtige. Neben dem abnormalen Essverhalten, bevorzugten sie meistens die überkalorische Nahrung. Daraus lässt sich schließen, dass nicht nur die Qualität der Nahrungs- und Lebensmittel eine Rolle spielen, sondern auch die Nahrungszufuhr erheblichen Anteil an einer Gewichtszunahme hat.

1.5 Zielgruppe

Tab. 5: Detaillierte Zielgruppenbeschreibung für das Kursprogramm

Soziodemografische Merkmale	- Frauen
	- ab 25 Jahren
Sozialstatus	- Mittelschicht
	- abgeschlossene Berufsausbildung
Gesundheitszustand	- BMI > 25 bis < 30 (BMI >= 30 bis < 40 nur nach ärztlicher Rücksprache)
	- ohne behandlungsbedürftige Erkrankungen des Stoffwechsels
	- WHR > 0,8 bis < 1,0 (WHR > 1,0 nur nach ärztlicher Rücksprache)
	- Taillenumfang > 80 bis > 88 (Taillenumfang > 88 nur nach ärztlicher Rücksprache)
Gesundheitsverhalten	- Körperlich gering aktiv bis komplett inaktiv (0-1 h pro Woche)
	- Fertiggerichte und Fastfood
Kontraindikationen	- sekundäre und syndromale Adipostitasformen
	- psychiatrische Grunderkrankung / Essstörung
Mögliche Teilnehmermotive	- Gewichtsreduktion / -stabilisierung
	- gesundheitsförderndes Ess-, Koch- und Ernährungsverhaltens
	- Informationsvermittlung
	- Austausch mit anderen Kursteilnehmern
	- besseres Wohlbefinden

Die Zielgruppe des Programmes sind Frauen ab 25 Jahren aus der Mittelschicht. Der Familienstand ist nebensächlich. Wie schon die Studie von Mensink et al. aufgezeigt hat, ist es erkennbar, dass die Adipositasprävalenz bei Frauen von Altersgruppe zu Altersgruppe zunimmt. Über die Hälfte der befragten Frauen sind übergewichtig (53%) und davon sind fast ein viertel aller Übergewichtigen adipös (23,9%). Die Altersgruppe ist absichtlich so ausgewählt, um speziell die Frauen anzusprechen, die im Normalfall ihre berufliche Ausbildung abgeschlossen haben. Dadurch leben die Teilnehmer nicht mehr bei ihren Eltern und führen schon ein selbstständiges Leben (eventuell mit Partner und / oder eigener Familie). Hinzu kommt, dass diese Frauen sich selbst versorgen können. In diesem Fall bedeutet das für den Kurs, dass die Teilnehmer eigene Koch- und Einkaufserfahrungen besitzen. Es werden speziell Frauen aus der Mittelschicht angesprochen, da diese ein angemessenes Einkommen haben und sich ein solches Programm leisten können. Darüber hinaus besitzen diese Personen genügend Eigenverantwortung und eine ausreichende Bildung, um an diesem Programm teilzunehmen. Wie schon in der Studie von Lampert et al. herausgefunden, besitzt die Unterschicht ein weniger ausgeprägtes Gesundheitsverhalten, sei es aus finanziellen Gründen nicht möglich oder aus eigenverantwortlicher Sicht nicht für notwendig befunden.

Der Gesundheitszustand der Teilnehmer soll ohne behandlungsbedürftige Stoffwechselerkrankungen sein. Hinzu kommen ein Body-Mass-Index über 25 kg/m2 bis 30 kg/m2 und ein Taillen-Hüft-Quotient über 0,8 bis 1,0. Ab einem BMI über 30 kg/m2 bis 40 kg/m2 und einem WHR über 1,0 ist eine Teilnahme nur nach ärztlicher Rücksprache möglich. Auch der Taillen-Hüft-Quotient soll über 0,8 bis 1,0 sein. Die Frauen sind derzeit nur gering bis gar nicht körperlich aktiv und ernähren sich hauptsächlich von Fast Food und Fertiggerichten. Kontraindiziert sind sekundäre und syndromale Adipositasformen, sowie psychiatrische Grunderkrankungen und Essstörungen.

Im Vordergrund stehen die Gewichtsreduktion mit anschließender Gewichtsstabilisierung als Teilnehmermotive bzw. –ziele. Hinzu kommen hilfreiche Hinweise und Tipps zu ausgewogener und nährstoffreicher Ernährung. Schließlich möchten die Teilnehmer ein gesundheitsförderndes Ess-, Koch- und Einkaufsverhalten erlernen. Ebenfalls ist der Austausch mit anderen Leidensgenossinnen wichtig. Letztlich soll sich das Wohlbefinden aller Teilnehmerinnen verbessern.

1.6 Übergeordnete Ziele

Tab. 6: Übergeordnete Ziele

Übergeordnete Ziele		
Gewichtsreduktion	Um 5 %	Bis zum 31.07.2015
Senkung des BMI	Um 2 kg/m2	Bis zum 31.07.2015
Senkung des Taillenumfangs	Um 4 cm	Bis zum 31.07.2015

Die Teilnehmerinnen haben die Ziele der Gewichtsreduktion, Reduktion des Body-Mass-Index und des Taillenumfangs.

Eine Gewichtsreduktion trägt allgemein dazu bei, dass das Wohlbefinden, aber auch die Lebensqualität und das Selbstbewusstsein der Teilnehmer steigen. Sobald Abgenommen wurde, senkt sich automatisch auch der BMI. Das ermöglicht eine Entlastung der Herzmuskulatur, die weniger Blut in den Kreislauf pumpen muss und somit weniger Leistung erbringen muss. Ebenfalls werden die Gelenke und Knochen geschont, die weniger Gewicht tragen müssen.

Die Senkung des Taillenumfangs ist deshalb wichtig, um das Gewicht an den „richtigen" Körperstellen zu verlieren. Hier wird hauptsächlich das viszerale Körperfett abgenommen, welches gesundheitsgefährdende Auswirkungen haben kann. Außerdem wird durch die Senkung des Taillenumfangs ebenfalls der Taillen-Hüft-Quotient gesenkt. Dadurch minimieren sich ebenfalls die gesundheitlichen Risiken.

Insgesamt geht es bei den Zielen darum, Gewicht abzunehmen, wodurch der BMI gesenkt wird. Wenn gleichzeitig an den richtigen Stellen, d.h. an der Taille das viszerale Körperfett abnimmt, sinkt gleichermaßen der WHR. All dies führt zu einer Verminderung an Folgeerkrankungen zu erkranken. Die Lebensqualität und das eigene Wohlbefinden steigen.

2 Inhaltlich-organisatorische Grobplanung des Kurskonzepts

Tab. 7: Inhaltlich-organisatorische Grobplanung des Kurskonzeptes

Kursinhalte	- Ursachen des Übergewicht s - Förderung eines bedarfsgerechten, gesundheitsfördernden Ernährungsverhaltens - Erkennen und Verändern situationsabhängigen Essverhaltens - flexiblen Verhaltenskontrol l e - Motivation und Informationen zu vermehrter Alltagsbewegung und sportlicher Aktivität - Hilfestellung und Einüben des verbesserten Koch- und Einkaufsverhaltens unter Einbeziehung des sozialen Umfelds und Berücksichtigung der Alltagssituation - Barrierenmanagement
Gesamtdauer des Kurses	8 Wochen
Anzahl der Kurseinheiten	- 2 x 2x / Woche > Dienstag 18.00 Uhr > Donnerstag 18.00 Uhr - 6 x 1x / Woche > Dienstag 18.00 Uhr
Zeitaufteilung	- 6x Theorie á 60 Minuten - 4x Praxis á 60 Minuten
Max. Teilnehmerzahl	15 Teilnehmer
Benötigte Ressourcen	- Räumlichkeiten > 1 Seminarraum 50 m2 > Küche (ausgestattet mit 4 Ceranfelder, 2 Backöfen, 2 Spülbecken) 50 m2 > Örtliche Einkaufsmöglichkeit - Medien > Flipchart > Powerpoint > Beamer > Leinwand

	> Laptop > Schreibutensilien - Teilnehmerunterlagen > Handout zur jeweiligen Kurseinheit > Rezeptsammlung > Ernährungstagebuch > Block zum Mitschreiben - Geräte > 18 Stühle > 2 Tische - sonstige Hilfsmittel > Küchenutensilien (Kochtöpfe, Kochlöffel, Schöpflöffel, Messer, Schneidebretter, Rührbesen) > diverse Lebensmittel
Betreuungspersonal	- 1x Diätassistent - 1x Ernährungsberater mit gültiger Zusatzqualifikation (nach DGE) - 1x Ernährungswissenschaftler
Kursanbieter	- Fitness- und Gesundheitsstudio > sehr stark an Ernährungsumstellung orientiert und möchte mit diesem Kurskonzept auch krankenkassenunterstützt präventiv den Teilnehmern zu einem gesünderen Lebensstil verhelfen.

3 Inhaltlich-methodische Detailplanung des Kurskonzepts

Tab. 8: Inhaltlich-methodische Detailplanung des Kurskonzeptes

Kurseinheit (KE)	Themenschwerpunkt	Lernziele / Lerninhalte (Theorie)	Lernziele / Lerninhalte (Praxis)	Methodische Gestaltung
KE 1 – Theorie	- Begrüßung / Vorstellung - Eingangstests - Ermittlung Ist-Zustand und Soll-Zustand	- Kennenlernen - Organisatorisches - Ausblick: Was passiert die nächsten Wochen - Erfassung der anthropometrischen und biometrischen Daten - Durchführung der Eingangstests mittels Bioimpedanzanalyse, Taillen- und Hüftumfang, WHR und Anamnesebogen	- Kennenlernen der Teilnehmer und Kursleiter - Ist-Zustand ermitteln über Durchführung der Eingangstests - Ziele klar formulieren (Inhalt, Ausmaß, Zeit)	- Anamnesebogen - Messung der Umfänge (Taille, Hüfte und WHR) - Körperfettanalyse mittels Körperfettwaage - Zieldefinition in persönlichen Unterlagen aufschreiben
KE 2 – Theorie	- Definition Übergewicht / Adipositas - Ausgabe des Ernährungstagebuchs - Sammeln von Rezeptideen	- Vorstellung: Ursachen und Folgen von Übergewicht und Adipositas - Erklärung des Ernährungstagebuchs - Sammeln von Lieblingsspeisen der Teilnehmer	- Dokumentation und Selbstreflexion - Verständnis für Grundlebensmittel - Ernährungswissenschaftliche Grundlagen erlangen - Selbstreflexion über Lieblingsspeisen	- PowerPoint - Flipchart - Ernährungstagebuch
KE 3 – Praxis	- Einkaufstraining	- Hinweise beim Einkaufsverhalten - Erklärung der Nährstofftabellen	- Gemeinsamer Einkauf - erste Nutzung der Nährstoffta-	- Einkaufsladen - Lebensmittel - Nährstoffta-

		und der Nährwertangaben auf Lebensmitteln	belle - bewusste Steuerung des Einkaufsverhaltens	belle
KE 4 – **Theorie**	- Barrierenmanagement - Erfahrungsberichte - Ausgabe des „Rezeptbuches"	- Barrierensuche - Erfahrungsberichte zu Ernährungstagebuch / Einkauf - Veränderung der „ungesunden" Lieblingsspeisen in „gesunde" Lieblingsspeisen	- Umgang mit Problemen im Alltag beim Einkauf und Kochen - Rezeptideen für Daheim zum nachkochen	- PowerPoint - Flipchart - Rezeptbuch
KE 5 – **Praxis**	- Einkaufstraining	- Hinweise beim Einkaufsverhalten - allgemeine Rezeptbücher richtig lesen und Hinweise erhalten, welche Produkte durch andere Produkte ersetzt werden können	- Gemeinsamer Einkauf - richtige und bewusste Nutzung der Nährstofftabelle - bewusste Steuerung des Einkaufsverhaltens - Einkauf der Lebensmittel für verschiedene Rezepte zur Anwendung in KE 6	- Einkaufsladen - Lebensmittel - Nährstofftabelle - Rezeptbuch
KE 6 - **Kochen**	- Kochen	- unterschiedliche Koch- und Zubereitungsformen kennenlernen	- Gemeinsames Kochen mit den Lebensmitteln aus KE 5 nach Rezeptideen - bewusste Steuerung des Kochverhaltens - richtige Zubereitung der Lebensmittel	- Küche, „learning by doing" - Rezeptbuch

KE 7 – Theorie	- Essverhalten - Reflektion	- Terminierung der Mahlzeiten - Definition Heißhunger - Flüssigkeitshaushalt - Umgang mit Lebensmitteln	- Reflektion des bisherigen Lebensstils - Essverhalten steuern - Hausaufgabe: Selbstbeobachtung	- PowerPoint - Flipchart
KE 8 – Theorie	- Motivation - Lebensstil	- Langfristige Motivation schaffen - Lösungen für Barrieren aufzeigen und erarbeiten (Barrierenmanagement) - Ausblick: Bewegung	- Barrieren erkennen und lösen - Motivation für dauerhafte Verhaltensänderung schaffen - tägliches Aktivitätsniveau steigern - Hausaufgabe: Lebensmitteleinkauf	- PowerPoint - Flipchart - Motivationsvideo
KE 9 – Praxis	- Kochen / Zubereitung	- Vertiefung der bereits erlernten Koch- und Zubereitungsformen	- Gemeinsames Kochen mit eingekauften Lebensmitteln nach Rezeptideen - bewusste Steuerung des Kochverhaltens - richtige Zubereitung der Lebensmittel - Selbstreflexion des Einkauf-, Ess- und Kochverhaltens	- Küche, „learning by doing" - Nährstofftabelle - Rezeptbuch
KE 10 – Theorie	- Abschluss - Feedback - Abschlusstests	- Selbstwahrnehmung - langfristige Motivation	- Erfolg feststellen durch Durchführung der Ausgangstests mittels	- Anamnesebogen - Messung der Umfänge (Tail-

			Bioimpedanzanalyse, Taillen- und Hüftumfang, WHR und Anamnesebogen - Motivation für nachhaltige Einhaltung und Umsetzung des Gelernten	le, Hüfte und WHR) - Körperfettanalyse mittels Körperfettwaage - Fragerunde

Wie schon unter Aufgabe 1 d) aufgeführt, wurde bewiesen, dass Übergewicht nachhaltig durch eine positive Ernährungsumstellung und eine Erhöhung der sportlichen Aktivität reduziert werden kann (Schacky, 2005). Neben der positiven Umstellung soll spezifisch noch auf die Qualität der Lebensmittel, sowie des Ess- und Kochverhaltens der Teilnehmer eingegangen werden (Oda-Montecinos et al., 2013).

Der Kurs ist so aufgebaut, dass zuerst durch eine Kennenlern-Phase und Vorstellungsrunde gegenseitiges Vertrauen aufgebaut wird. Schnell wird den Teilnehmer bewusst, dass es sich in dem Kurskonzept um Gleichgesinnte handelt. Im ersten Treffen werden ebenfalls die anthropometrischen und biometrischen Daten der einzelnen Frauen aufgenommen. Dies erfolgt mittels Umfangmessung der Taille und Hüfte, sowie den daraus resultierenden Taillen-Hüft-Quotienten (WHR). Weiterhin zählt zum Eingangstest eine Gewichtsmessung inklusive Körperfettmessung über eine Körperfettwaage. Über das Körpergewicht und die Körpergröße wird der Body-Mass-Index errechnet. Durch den Anamnesebogen werden bisherige Erfahrungen mit Gewichtsreduktion, sowie Beschwerden und Krankheitsbilder abgefragt. Auf Grund dieser Tests wird es den Kursleitern ermöglicht einen Ist-Zustand der jeweiligen Teilnehmerin zu ermitteln. Darüber hinaus kann mittels BMI, WHR und Taillenumfang das Risiko gemessen werden, an gesundheitsgefährdenden Krankheiten zu erleiden. Ein weiteres Ziel ist es den Teilnehmern ihre prekäre Lage zu verdeutlichen und aus den ermittelten Ergebnissen klare Ziele zu definieren.

Die zweite Kurseinheit erfolgt noch in der gleichen Woche. Es folgt zu Beginn eine Wissensvermittlung über die Ursachen und Folgen von Übergewicht und Adipositas über PowerPoint und Flipchart. Es soll ein Bewusstsein dafür geschaffen werden, aus welchem Grund eine Veränderung unbedingt notwendig ist. Hierbei werden ernährungswissenschaftliche Grundlagen für die Praxis näher gebracht und ein besseres Verständnis für Grundlebensmittel geschaffen. Als weiteren Schwerpunkt wird in dieser Kurseinheit das Ernährungstagebuch ausgegeben und ausführlich erklärt. Die Teilnehmer sollen täglich ihr Essverhalten dokumentieren und dadurch reflektieren. Die Kursleiter können in den darauffolgenden Treffen mittels des Tagebuches Probleme erkennen und aufzeigen, sowie Hinweise zur Verbesserung geben. Der Abschluss bildet das Sammeln von Lieblingsspeisen der Teilnehmer. Die Kursleiter werden im Laufe des Kurses die Lieblingsrezepte modifizieren und den Teilnehmern in Form eines Rezeptbuches aushändigen. Daraus resultiert eine höhere Motivation das Programm komplett umzusetzen, da auf die Teilnehmer selbst eingegangen wird, deren Wünsche im Hinblick auf deren liebsten Mahlzeiten berücksichtigt werden und diese sogar optimiert werden.

Kurseinheit drei ist spezifisch auf das Einkaufsverhalten der Teilnehmer ausgelegt. Im örtlichen Supermarkt werden Tipps zu den Nährwertangaben und Etiketten der Lebensmittel gegeben und mittels ausgegebener Nährstofftabelle analysiert. Die Kursleiter beabsichtigen eine bewusste Steuerung des Einkaufsverhaltens und können ebenfalls wieder individuell auf die Lebensmittelvorlieben der Teilnehmer im Markt vor Ort eingehen. Eine direkte Hilfestellung zur Selbsthilfe wird dadurch ermöglicht. Des Weiteren kann somit ein Verantwortungsbewusstsein für qualitativ hochwertige Lebensmittel geschaffen werden.

Barrierenmanagement und Erfahrungsberichte sind ein Schwerpunktthema in Einheit 4. Zunächst müssen Barrieren ermittelt und anschließend praxisnahe Lösungen erarbeitet werden. Hierbei werden speziell die individuellen Erfahrungsberichte der teilnehmenden Frauen eine wichtige Rolle spielen. Nachfolgend ein paar beispielhafte Fragen der Teilnehmer zum Thema Barrierenmanagement:
„Wie kann ich gesund einkaufen / kochen, obwohl ich keine Zeit dafür habe?"
„Wie soll ich denn jeden Tag nach meiner Arbeit noch frisch kochen?"
„Gesunde Lebensmittel sind teuer, gibt es denn keine Alternativen?"
„Meinem Partner / Familie schmeckt das ‚gesunde' Essen nicht. Was soll ich tun?"
Zum Schluss wird das selbstständig erarbeitete Rezeptbuch mit allen Lieblingsrezepten der Teilnehmer ausgeteilt.

Die fünfte Kurseinheit besteht wieder aus einem Einkaufstraining. Die Gruppe geht zum zweiten Mal in den Supermarkt und muss nun das Erlernte anwenden. Des Weiteren werden Hinweise gegeben, Rezeptbücher richtig zu lesen und welche Lebensmittel durch gesündere Lebensmittel ersetzt werden können. Die Teilnehmer nehmen wieder ihre Nährstofftabellen mit und analysieren die Lebensmittel. Dadurch, dass das Einkaufstraining zum zweiten Mal in der Gruppe stattfindet entsteht allmählich eine Routine beim analysieren und deuten der richtigen Produkte. Es werden darüber hinaus Lebensmittel eingekauft, die in der Kurseinheit sechs verwendet werden. Der Einkauf soll sich an bestimmte Gerichte aus dem selbsterstellten Rezeptbuch richten, sodass diese nachgekocht werden können.

Schließlich erfolgt noch in der gleichen Woche das erste Kochtraining. Dazu werden die zuvor eingekauften Lebensmittel verwendet. Als Theorieteil werden den Teilnehmern unterschiedliche Koch- und Zubereitungsvorgänge (z.b. Dampfgaren, Abkochen, Rohkostzubereitung etc.) erläutert. Verdeutlicht wird das Ganze in der Küche beim „Selbsttest" das heißt die Teilnehmer kochen selbst und erhalten Hilfestellung von den Kursleitern. Wichtig ist bei dieser Trainingseinheit, dass nicht nur die Rezepte zum nachkochen geliefert werden sondern auch die Zubereitung bzw. der Umgang mit den Lebensmitteln genauestens verdeutlicht wird. Im Anschluss an die sechste Kurseinheit findet eine zweite Testung statt. In dieser Testung werden wieder die Umfänge der Taille und Hüfte gemessen, sowie das Körpergewicht und Körperfett mittels Körperfettwaage. Anschließend wird der Taillen-Hüftquotient und der Body-Mass-Index errechnet. Die erfassten Daten werden aufgeschrieben.

Die darauffolgende Woche befasst sich mit dem Essverhalten der Personen. In der Theorie heißt das, zu welchen Zeitpunkten ist es sinnvoll die Nahrung zu sich zu nehmen. Es wird geklärt, ob der Einzelne eher häufiger am Tag essen kann oder es bei drei Mahlzeiten belassen soll. Auch die häufig auftretende Thematik des Heißhungers wird zuerst definiert und anschließend diskutiert. Fragen rund um das Thema Flüssigkeitszufuhr sind ebenfalls Bestandteil dieser Einheit. In der Praxis sieht diese Einheit vor, die eigene Verhaltensweise zu reflektieren und einen Plan auszuarbeiten, das Essverhalten besser zu steuern. Die Selbstreflexion kann ebenfalls durch das Ernährungstagebuch vereinfacht werden. Der Kursleiter, aber auch der Teilnehmer, kann zudem überprüfen, ob sich schon seit der Tagebuchausgabe das Verhalten geändert hat. Als Hausaufgabe gilt es, eine kritische Selbstbeobachtung in Bezug auf das Ernährungs-, Koch- und Essverhalten durchzuführen.

In der achten Kurseinheit liegen die Schwerpunkte in der Thematik „Motivation" und „Lebensstil". Es ist enorm wichtig eine langfristige Motivation zu schaffen, damit eine Nachhaltigkeit der Verhaltensänderungen und Gewichtsreduktion bestand hat. Dabei wird wiederholt auf mögliche Barrieren eingegangen. Auf Grund der fortgeschrittenen Kursdauer können die Teilnehmer zu diesem Zeitpunkt neue Barrieren, die während des Kurses aufgetreten sind, aufzeigen. Diese werden wieder gemeinsam in der Gruppe erarbeitet und gelöst. Vor allem kommt es bei den Lösungen darauf an, dass sie umsetzbar sind. Als Ausblick wird das Themenfeld der Aktivitätssteigerung in Form von Bewegung angesprochen. Es ist bedeutend für das Verständnis einer nachhaltig gesunden Lebensweise, dass die körperliche Aktivität gesteigert werden muss. Hierzu werden verschiedene Bewegungsprogramme bzw. Bewegungsmöglichkeiten präsentiert. Als Hausaufgabe steht der Lebensmitteleinkauf für die vorletzte Kurseinheit an.

Das vorletzte Treffen ist wieder der Thematik „Kochen / Zubereitung" gewidmet. Wie schon beim Einkaufstraining ist auch hier absichtlich die Wiederholung des Gelernten im Vordergrund. Die bereits erlernten Formen der Zubereitung werden vertieft. Es erfolgt eine Selbstreflexion über die letzten Wochen im Bezug auf das Einkaufs-, Ess- und Kochverhalten. Wichtig ist hier zu reflektieren, welche Dinge verändert wurden und wie die Veränderungen im alltäglichen Leben umgesetzt werden. Dazu wird wieder das Ernährungstagebuch zu Hilfe genommen.

Das letzte Treffen ist gleichzeitig das Abschluss- und Feedback-Treffen. In diesem Treffen werden wieder die Tests aus der ersten Kurseinheit durchgeführt. Die Messung der Umfänge (Taillen- und Hüftumfang und dem daraus errechneten WHR), die Bioimpedanzanalyse auf der Körperfettwaage (Messung des Körpergewichts, des Körperfettanteils und den daraus errechneten BMI), sowie der Anamnesebogen geben Aufschluss darüber, wie erfolgreich das Kurskonzept für die Erreichung Teilnehmerziele war. Auch in diesem Treffen geht es nochmal um langfristige Motivation, um nachhaltig das Gewicht zu reduzieren und das Verhalten positiv zu ändern. Die Feedback-Runde und die Verabschiedung runden das Kursprogramm ab.

Zusammenfassend kann gesagt werden, dass das Kurskonzept viel auf Wissensvermittlung in der Theorie aber auch in der Praxis ausgelegt ist. Durch regelmäßige Trainingseinheiten in Bezug auf bewusstes Einkaufen und bewusstes Kochen / Zubereitung bekommen alltägliche Abläufe Routine. Auf Grund der Anwesenheit der Kursleiter, können jederzeit Fragen und Probleme alltagsnah geklärt werden. Ebenfalls sehr wichtig sind die möglichen Barrieren ausfindig zu machen und Lösungen dafür anzubieten. Zudem kommen die separat geschulten und regelmäßig wiederholten Faktoren zum Essverhalten. All diese Faktoren spielen eine wichtige Rolle bei der nachhaltigen Gewichtsreduktion und somit Senkung der gesundheitsgefährdenden Risikofaktoren.

4 Dokumentation und Evaluation

Tab. 9: Dokumentation und Evaluation des Kurskonzeptes

Interventionsziel	Zielindikator	Erhebungsmethode	Erhebungsinstrument	Messzeitpunkte (t)
Gewichtsreduktion um 5% des Ausgangsgewichtes	absoluter (kg) und relativer (%) Körpergewichts-verlust	Biometrie (Wiegen)	Berechnung relativer Gewichtsverlust (Gewicht t0 minus Gewicht t1 nach KE 6 bzw. Gewicht t0 minus Gewicht t2 nach KE 10)	Kalibrierte Personenwaage t0 = KE 1 vor Kursbeginn t1 = nach KE 6 t2 = KE 10 nach 8 Wochen
Senkung des BMI um 2 kg/m2	Absoluter (kg) Körpergewichts-verlust pro Quadratmeter	Biometrie (Wiegen) + Berechnung	Berechnung absoluter Gewichtsverlust pro Quadratmeter (Gewicht in kg t0 dividiert durch Körpergröße in cm2; Gewicht in kg t1 dividiert durch Körpergröße in cm2 nach KE 6; Gewicht in kg t2 dividiert durch Körpergröße in cm2 nach KE 10)	Kalibrierte Personenwaage t0 = KE 1 vor Kursbeginn t1 = nach KE 6 t2 = KE 10 nach 8 Wochen
Senkung des Taillenumfangs um 4 cm	Absolute Taillenumfang-senkung (cm)	Biometrie (Maßband-Messung)	Messung auf der Höhe des Beckenkamms (stärkste Stelle des Bauches)	Maßbandmessung t0 = KE 1 Kursbeginn t1 = nach KE 6 t2 = KE 10 nach 8 Wochen

Legende: KE = Kurseinheit BMI = Body-Mass-Index

5 Literaturverzeichnis

Benecke, A., & Vogel, H. (2003). Übergewicht und Adipositas. (Robert-Koch-Institut, Hrsg.) *Gesundheitsberichterstattung des Bundes Heft 16.*

Després, J. P., Lemieux, I., & Prud'homme, D. (2001). Treatment of obesity: need to focus on high risk abdominally obese patients. *BMJ: British Medical Journal, 322*(7288), 716-720.

European Association for the study of Obesity. (2002). Guidelines for the management of obesity in adults. *European Project for Primary Care.*

Gedrich, K., & Karg, G. (2004). Ernährungssituation in Deutschland: Ernährungsbericht 2004. *Deutsche Gesellschaft für Ernährung eV (DGE),* Bonn, 94-96.

Hauner, H., Hamann, A., Husemann, B., Koletzko, B., Liebermeister, H., Wabitsch, M., Westenhöfer, J., Wirth, A. & Wolfram, G. (2003). Deutsche Adipositas-Gesellschaft, Deutsche Diabetes-Gesellschaft, Deutsche Gesellschaft für Ernährung. *Prävention und Therapie der Adipositas Evidenzbasierte Leitlinie Adipositas.* Version 2007, 6-7.

Lampert, T., Saß, A. C., Häfelinger, M., & Ziese, T. (2005). Armut, soziale Ungleichheit und Gesundheit. (Robert-Koch-Institut, Hrsg.) *Beiträge zur Gesundheitsberichtserstattung des Bundes,* Berlin.

Lean, M. E. J., Han, T. S., & Morrison, C. E. (1995). Waist circumference as a measure for indicating need for weight management. *Bmj, 311*(6998), 158-161.

Mensink, G. B., Schienkiewitz, A., Haftenberger, M., Lampert, T., Ziese, T., & Scheidt-Nave, C. (2013). Übergewicht und Adipositas in Deutschland. *Bundesgesundheitsblatt-Gesundheitsforschung-Gesundheitsschutz, 56*(5-6), 786-794.

Nationale Verzehrsstudie, II. (2008). *Ergebnisbericht Teil 1.* Max Rubner-Institut, Bundesforschungsinstitut für Ernährung und Lebensmittel: Karlsruhe

Oda-Montecinos, C., Saldaña, C., & Andrés, A. (2013). Eating behaviors are risk factors for the development of overweight. *Nutrition research, 33*(10), 796-802.

Schacky, C. (2008). Primary prevention of cardiovascular disease - how to promote healthy eating habits in populations?. *Journal of Public Health, 16*(1), 13-20.

World Health Organization: FAO/WHO/UNO. (2000). *Obesity: Preventing and managing the global epidemic.* Geneva: Technical Report Series 894.

6 Tabellenverzeichnis

Tab. 1: Body-Mass-Index Klassifizierung nach WHO (2000)

Tab. 2: Klassifizierung des Taillenumfangs nach Lean, Han & Morrison (1995)

Tab. 3: Einteilung des Taillen-Hüft-Quotienten (WHR) nach Lean et al. (1995)

Tab. 4: Adipositasprävalenz bei Frauen modifiziert nach Mensink et al. (2013) DEGS1

Tab. 5: Detaillierte Zielgruppenbeschreibung für das Kursprogramm

Tab. 6: Übergeordnete Ziele

Tab. 7: Inhaltlich-organisatorische Grobplanung des Kurskonzeptes

Tab. 8: Inhaltlich-methodische Detailplanung des Kurskonzeptes

Tab. 9: Dokumentation und Evaluation des Kurskonzeptes

BEI GRIN MACHT SICH IHR WISSEN BEZAHLT

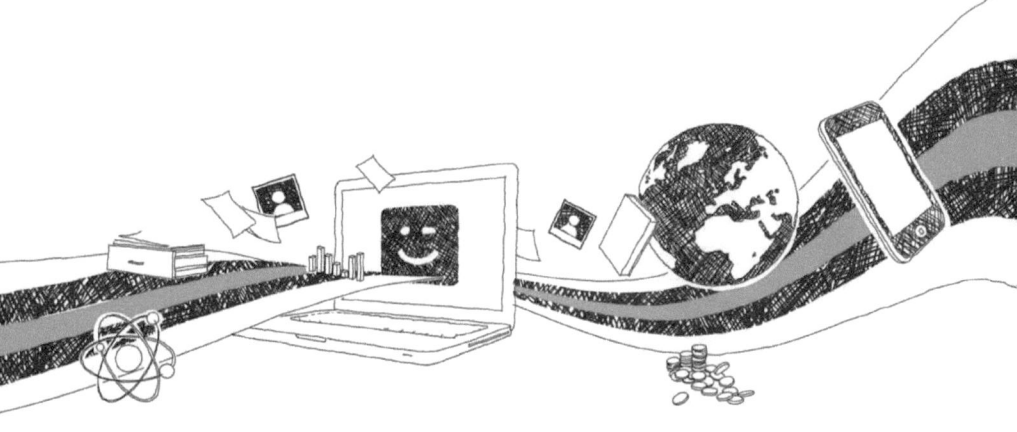

- Wir veröffentlichen Ihre Hausarbeit, Bachelor- und Masterarbeit

- Ihr eigenes eBook und Buch - weltweit in allen wichtigen Shops

- Verdienen Sie an jedem Verkauf

Jetzt bei www.GRIN.com hochladen und kostenlos publizieren

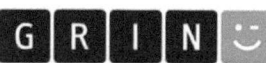